DOCTEUR ANTOINE CLÉMENT RAINAUD

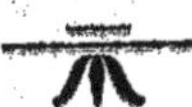

CONTRIBUTION A L'ÉTUDE CLINIQUE DE L'APPENDICITE HERNIAIRE CRURALE

TOULOUSE
LIBRAIRIE MARQUESTE
E.-H. GUITARD, Libraire-Éditeur
7, RUE OZENNE, 7

1921

A MON PÈRE, A MA MÈRE

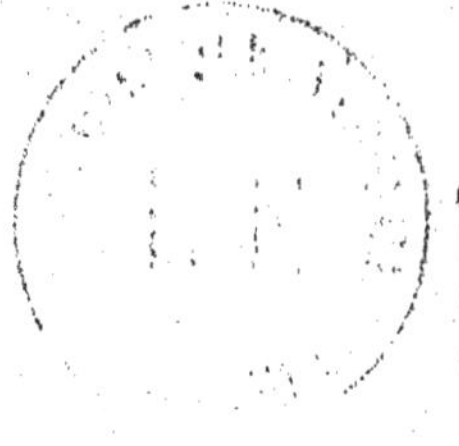

Qu'il me soit permis, en cette circonstance, de vous adresser un bien faible témoignagne de reconnaissance pour tous les sacrifices que vous vous êtes imposés et pour l'affection sans borne que vous m'avez toujours prodiguée.

A LA MÉMOIRE GLORIEUSE DE MON FRÈRE

MAURICE

TOMBÉ A L'ENNEMI, LE 27 OCTOBRE 1918

A MON FRÈRE HENRI

MEIS ET AMICIS

A TOUS MES MAITRES

DE LA FACULTÉ ET DES HOPITAUX

A MON PRÉSIDENT DE THÈSE

MONSIEUR LE DOCTEUR F. VILLAR

PROFESSEUR DE CLINIQUE CHIRURGICALE A LA FACULTÉ DE MÉDECINE
DE BORDEAUX

CHIRURGIEN DE L'HOPITAL SAINT-ANDRÉ

MEMBRE CORRESPONDANT DE LA SOCIÉTÉ DE CHIRURGIE DE PARIS

CHEVALIER DE LA LÉGION D'HONNEUR

OFFICIER DE L'INSTRUCTION PUBLIQUE

En témoignage de ma respectueuse reconnaissance pour le grand honneur que vous m'avez fait en acceptant la présidence de ma thèse.

INTRODUCTION

Nous avons eu, cette année, l'occasion de voir dans le service de Monsieur le Professeur F. Villar un cas d'appendicite herniaire crurale. Nous avons alors été frappé du silence observé par la majorité des traités classiques sur cette question. C'est dans ces conditions que nous avons eu l'idée d'y choisir le sujet de notre thèse et que nous avons décidé de limiter modestement notre travail à la seule « étude clinique de l'appendicite herniaire crurale ».

***

La présence de l'appendice iléocœcal dans une hernie crurale est chose qui ne surprend plus guère le chirurgien au cours d'une cure radicale. Aussi l'intérêt de la question n'est-il pas dans les rapports de l'appendice et du sac herniaire, mais bien dans leurs modifications pathologiques.

Ce qui en fait surtout l'intérêt clinique, c'est que l'appendice se trouve dans une situation toute spéciale, en quelque sorte hors de l'abdomen, et que la scène morbide se déroule non plus dans la grande cavité péritonéale, mais en dehors d'elle, dans une petite loge herniaire sujette à l'étranglement, parfois même directement ou presque sous la peau de la cuisse.

Dès lors, on entrevoit pour cet appendice toute une pathologie particulière : il aura, en dehors de la pathogénie de l'appendicite ordinaire, une pathogénie propre à sa situation nouvelle, une symptomatologie à allure spéciale, un diagnostic à difficultés spéciales, des indications opératoires également spéciales.

***

Nous n'avons point l'intention de faire l'historique complet des hernies de l'appendice et de leurs complications : la littérature médicale de ces 30 dernières années en renferme d'assez nombreuses publications; nous n'avons point toutefois, au cours de nos recherches bibliographiques, trouvé un ouvrage uniquement consacré à l'appendicite herniaire crurale. Nous ne ferons, en outre, que signaler la marche générale des travaux principaux qui éclairent ce sujet.

La notion d'appendicite herniaire est de date relativement récente. Sans doute, dès le XVIIIe siècle, des auteurs signalent quelques cas d'appendicite herniés. En 1785, nous trouvons dans le « Cours de Thérapeutique et Pathologie chirurgicales » du professeur Hévin, mentionné et cliniquement bien décrit, un cas d'appendicite herniaire crurale à forme phlegmoneuse. Merling parle dans sa thèse inaugurale (Heidelberg, 1826) de deux cas semblables suivis de mort. En 1842, Cabaret écrit un article sur la hernie crurale d'un appendice gangréné. Klein, en 1858, rassemble les observations alors parues.

L'importance de l'appendice en pathologie abdominale était à cette époque complètement méconnue, et les travaux parus sur la localisation herniaire de l'appendice ne sont que de simples constatations de faits, à titre de curiosité anatomique. D'ailleurs, jusqu'au milieu du siècle dernier, les connaissances en pathologie herniaire étaient rudimentaires : les doctrines de l'engouement et de la péritonite herniaire avaient place prépondérante. Il fallut les travaux de Gosselin pour montrer que la péritonite herniaire ne constituait nullement une individualité pathologique, mais était une affection secondaire, c'est-à-dire la conséquence d'un organe hernié. Aussi, lorsque vers 1890, la notion d'appendicite se substitua aux notions de typhlite et d'abcès péricæcaux, lorsqu'on se rendit compte du rôle de l'appendice dans la genèse de l'inflammation abdominale, on fit immédiatement application de ces données à l'appendice hernié; l'étude rétrospective des observations de péritonite herniaire permit ainsi de reconstituer un certain nombre de cas d'appendicite herniaire.

A partir de 1890 et pendant une quinzaine d'années, tandis que l'appendicite abdominale devient le « mal à la mode », que dans les sociétés savantes et dans toutes les Annales médicales et chirurgicales on ne parle que d'appendicite, alors sont écrits sur l'appendicite herniaire nombre d'articles et de thèses dont on retrouvera l'indication à la bibliographie. La question a donné lieu alors à de nombreuses controverses : on l'a sériée, divisée en parties distinctes, les uns séparant l'appendicite herniaire proprement dite de l'appendicite en milieu herniaire, d'autres distinguant l'étranglement et l'appendicite herniaire.

Dans ces dix dernières années, on s'est à peu près tû sur ce sujet : la guerre est passée par là!

***

Nous serons amené à traiter cette question globalement, c'est-à-dire que, tout en étudiant l'appendicite herniaire crurale, nous aurons aussi à parler de l'appendicocèle crurale à appendice seul ou associé à d'autres organes et de son étranglement : en effet, nous verrons généralement se confondre les symptomes cliniques d'appendicite et d'étranglement, l'un être souvent la cause de l'autre, le premier être considéré comme une modalité pathologique de l'autre et vice versa.

Toutefois, par appendicite herniaire crurale nous comprenons plus spécialement l'inflammation de l'appendice dans une hernie crurale, qu'il soit seul (appendicite herniaire crurale proprement dite) ou associé à d'autres organes tels que cœcum, épiploon, intestin, etc..., (appendicite en milieu herniaire crural).

Dans notre travail, nous nous efforcerons surtout d'analyser attentivement les observations parues dans ces 30 dernières années. Non pas que, de parti pris, nous laissions de côté celles parues antérieurement : elles nous ont, au cours de nos recherches, fourni de précieux renseignements. Nous avons, d'autre part, volontairement restreint le nombre des observations, nous bornant à reproduire ou à analyser celles qui nous paraissent les plus caractéristiques ou qui offrent un fait particulier intéressant à noter. Les reproduire toutes constituerait une répétition inutile. Nous avons enfin estimé préférable, dans le plan de cet ouvrage, d'exposer en tout premier lieu ces observations : elles sont en effet à la base de notre étude; leur lecture nous donnera aussitôt, en bloc, une idée générale sur l'appendicite herniaire crurale. Il nous a semblé qu'il serait ainsi plus aisé d'en dégager l'étiologie et la pathogénie, puis d'en montrer et analyser les symptômes généraux, les différentes formes cliniques et anatomo-pathologiques, d'en faire ensuite le diagnostic et le pronostic, et d'en tirer en conséquence les indications thérapeutiques.

CHAPITRE PREMIER

Observations

OBSERVATION I

(Personnelle).

(Nous devons une partie de cette observation à l'obligeance de M. le Docteur René Villar, chef de clinique chirurgicale. Nous l'en remercions tout particulièrement).

Anaïs B..., 69 ans, cultivatrice.

1° Histoire de la maladie. — La malade dit ne s'être rendue compte que fortuitement de sa hernie pour la première fois il y a trois ans : elle était alors de la grosseur d'une fève, indolore, dure et comme marronée. Le médecin consulté diagnostiqua une hernie crurale droite non réductible, interdit le port du bandage et conseilla la cure radicale.

Pendant ces trois ans, elle n'a souffert réellement que trois fois de douleurs subites, produites l'une à la suite d'un éternuement, les autres au cours de travaux des champs, douleurs partant du siège de la hernie et s'irradiant en tous sens dans le ventre, violentes, avec sensation à la hernie même de forts picotements analogues à des piqûres d'épingles, calmées un peu par des applications chaudes, disparaissant après 2 ou 3 jours passés au lit.

A part ces trois crises, la malade a peu souffert : elle a vaqué à ses occupations habituelles, avec une certaine gêne; toutefois, cette gêne étant plus forte dans les travaux faits dans la position des jambes écartées.

Le 19 janvier 1921, à 10 heures du soir, sans aucun prélude anormal, elle a été prise subitement de coliques également violentes dans tout le ventre et à la hernie, de refroidissement général fort et prolongé, avec sueurs abondantes, de nausées, mais sans vomissements. Le tout s'est calmé à 4 heures le lendemain matin.

Elle est adressée d'urgence à l'hôpital Saint-André, le 20 janvier 1921, sous le diagnostic d'étranglement herniaire.

2° Antécédents. — Père hernieux. Un fils porteur d'une hernie inguinale double. Dans ses antécédents personnels, nous ne trouvons aucune maladie infectieuse. La malade a toujours joui d'une bonne santé générale. Elle n'est sujette ni à la constipation, ni aux coliques. Depuis dix ans, elle a de l'incontinence d'urines uniquement diurne ou ne se produisant qu'en position debout ou assise. Elle a, depuis un an, une descente de matrice.

3° Examen. — « Le jour même de l'admission et les jours sui-
« vants, nous repoussons le diagnostic précédemment porté. La
« malade, en effet, ne présente aucun signe d'étranglement et l'opé-
« ration d'urgence ne s'impose pas; pas de vomissements, pas d'ar-
« rêt des matières ni des gaz, pas de ballonnement du ventre, bon
« pouls, état général satisfaisant.

« A l'examen, nous notons à la partie interne du triangle de
« Scarpa et immédiatement au-dessous de l'arcade l'existence d'une
« tumeur du volume d'une grosse noix, à contours indécis, lisse,
« légèrement douloureuse à la pression, adhérant profondément,
« mais sans pédicule perceptible. On pouvait penser soit à un kyste
« sacculaire, soit plutôt à une épiplocèle adhérente, soit mieux
« encore à une adénite profonde occupant la partie tout interne de
« l'anneau crural.

« Pas de fièvre.

« 4° Opération. — (Le 26 janvier 1921.) — Nous trouvons à la
« partie interne de l'anneau crural une tumeur fortement adhérente à
« la veine fémorale et s'enfonçant sous l'arcade. Cette tumeur se
« présente sous l'aspect d'une masse comprenant les ganglions lym-
« phatiques de la région incluse dans une gangue inflammatoire.
« Cette masse, une fois disséquée sur tout son pourtour, se laisse
« pédiculiser; section de ce pédicule. A ce moment apparaît dans le
« fond de la plaie l'extrémité libre de l'appendice qui a été légère-
« ment intéressé par la section pédiculaire. Cet appendice occupe à

« lui seul le sac herniaire auquel il est intimement accolé. Diminu-
« tion. Extériorisation. Appendicectomie.

« Suites opératoires parfaites; la malade part guérie le 17 février
« 1921 ».

OBSERVATION II

(Inédite, dûe à l'obligeance de M. Mangé, Interne des Hôpitaux de Bordeaux).

Charles X... 58 ans, cultivateur. Entré à l'hôpital le 27 avril 1918 pour hernie crurale droite étranglée.

Les accidents ont débuté brusquement le 25, alors que le malade était à son travail. Douleurs très violentes au niveau de la région crurale droite qui obligent le malade à s'aliter. Très rapidement les douleurs s'étendent à toute la région abdominale sous forme de coliques et s'accompagnent de vomissements alimentaires, puis bilieux. Constipation opiniâtre. Pas d'émission de gaz.

A l'entrée du malade, on constate une petite tumeur de la région crurale droite, du volume d'une petite mandarine, arrondie, régulière, sans modification de la peau, très douloureuse au toucher, rénittente, irréductible, sans modifications à la toux, mate à la percussion. Abdomen météorisé. Rien de particulier par ailleurs.

Le passé du malade ne révèle rien d'intéressant. Il a toujours joui d'une bonne santé.

Intervention le 27 avril 1918. Incision verticale. On ouvre une première poche, puis une seconde, et enfin le sac qui contient un liquide noir assez épais. On constate alors que le contenu de la hernie était constitué par une portion de l'appendice iléocœcal présentant un volume normal, mais ayant une couleur verdâtre et étant friable. Débridement du collet du sac. Tout l'appendice est attiré au dehors et réséqué. Enfouissement du moignon. L'opération est terminée par les procédés habituels. Suites très bonnes : levé le 15e jour, parti le 18e.

L'appendice mesure 12 centimètres de longueur, 7 centimètres seulement sont compris dans la hernie. Cette portion est très friable; le reste de l'appendice ne présente pas d'altération macroscopique.

Observations Résumées

OBSERVATION III

(Lapeyre et Cathala. — *Montpellier Médical*, 1919-1920).

Femme de 68 ans, hospitalisée pour bronchite chronique et emphysème, se présente, le 30 août 1919, dans un service de chirurgie, pour phénomènes douloureux dans la région inguino-crurale droite.

Il y a dix jours, sans efforts apparents, douleur vive dans cette région avec généralisation rapide à tout l'abdomen. En même temps nausées et vomissements. Localement, apparition d'une petite tumeur sensible à l'exploration. Dès le 2e jour, plus de vomissements. La douleur s'atténue, mais est restée localisée au voisinage de la tumeur. Constipation plus accentuée; elle a cependant depuis 10 jours trois selles; elle a fait des vents; quelques coliques précèdent les selles.

A l'examen, état relativement bon : faciès calme, langue humide et bonne, pouls battant à 100, arythmique. Dans la région de l'anneau crural droit on perçoit une tumeur grosse comme une amande, pédiculée dans la profondeur, irréducitble, douloureuse; la peau est normale. Il y a de la ptose viscérale généralisée : on note un prolapsus génital.

On pense à un étranglement épiploïque dans une hernie crurale.

Anesthésie locale à la cocaïne. Après avoir franchi un tissu cellulaire épaissi, on découvre un sac mince renfermant du liquide séro-sanguinolent : au centre, l'appendice, seul organe hernié, de coloration rouge vineuse. L'incision du ligament de Gimbernat permet de le libérer facilement : à 2 centimètres environ de l'insertion cæcale existe un sillon peu profond, circulaire, fortement ecchymotique, correspondant à la zone d'étranglement. L'appendicectomie est facile. Suites opératoires simples : sortie le 25e jour. Guérison.

OBSERVATION IV

(Lennart-Noerlin. — *Archives Générales de Chirurgie*, Paris, 1912).

Femme de 71 ans. Entrée le 28 décembre 1911, sortie guérie le 20 janvier 1912. Hernie crurale droite, fixée, adhérente; appendicite chronique et poussée aiguë dans le sac herniaire.

Opération le 28 décembre. La hernie consistait principalement en un paquet de graisse bilobé au milieu duquel l'on tombe sur l'appendice sans qu'il soit possible de trouver un sac herniaire. Même après la section du ligament de Poupart, on a des difficultés pour s'orienter. En conséquence, on ouvre un passage péritonéal à travers une légère incision latérale de la gaine du muscle droit. Un doigt introduit dans l'orifice fait saillir un petit sac herniaire médian au-dessus du commencement de l'appendice. Ablation classique de l'appendice. Suture en bourse du sac herniaire. Le ligament de Poupart est réuni au ligament pubien.

Examen microscopique de l'appendice : appendicite chronique avec infiltration aiguë de pus dans toutes les couches. Commencement de gangrène.

OBSERVATION V

(Du même Auteur).

Femme de 61 ans. Entrée le 26 avril, sortie guérie le 31 mai 1912. Hernie crurale droite; étranglement et appendicite herniaire.

Opération le 26 avril. Incision verticale à la partie supérieure de la tumeur. Dans le sac herniaire, liquide purulent, fétide. Un foyer de désagrégation en forme de vessie se présente. On le prend pour la paroi d'un instestin, mais ne pouvant ni le décoller ni l'isoler, on procède instantanément à la laparatomie. Incision sur la ligne médiane entre la symphise et l'ombilic. L'appendice dans les 2/3 de ses parties distales plonge dans le sac herniaire comme le doigt dans un gant. Réduction et extirpation classique sans difficultés.

Examen microscopique de l'appendice : les parties externes des parois présentent des signes évidents d'inflammation aiguë, sous forme d'une abondante infiltration purulente, sans gangrène.

A l'intérieur, l'inflammation en est très atténuée, de sorte que la muqueuse en offre peu de traces.

OBSERVATION VI

(H. Esnoult. — *Thèse de Paris*, 1914).

Femme de 65 ans, 25 janvier 1914.

Deux jours avant l'opération, exacerbation des signes intestinaux. 24 janvier, douleurs assez violentes dans le flanc droit, nausées, mais sans vomissements. 25 janvier : brusquement, apparition sous l'arcade crurale droite d'une petite masse arrondie, résistante, pédiculée, irréductible, du volume d'une mandarine. Matité absolue de la tumeur. Douleur très vive au niveau du pédicule. On fait le diagnostic d'épiplocèle crurale étranglée.

Opération : Incision de 6 centimètres parallèle à l'arcade crurale et passant par le point le plus saillant de la tumeur. On ouvre alors le sac : il contient un peu d'épiploon et surtout l'appendice rouge, tuméfié, présentant à sa base, qui correspond au collet du sac, les traces d'une forte stricture; l'extrémité de l'appendice présente un début de sphacèle. Appendicectomie après débridement du collet du sac. Résection du sac. Cure radicale de la hernie crurale. Suites normales : guérison 10 jours après l'intervention.

La coupe de l'appendice a montré des lésions très nettes : épaississement de la muqueuse, folliculite intense.

OBSERVATION VII

(Du même Auteur).

Femme de 75 ans, ayant une petite hernie crurale droite, depuis longtemps siège de douleurs intermittentes.

Le 21 avril 1914, entrée dans un service de chirurgie : la femme n'a pas de selles depuis quatre jours et elle vomit. Ventre ballonné.

Hernie irréductible. Etant donné l'état défectueux du cœur, on pratique l'intervention sous anesthésie locale à la stovaïne. Très petit sac, dans lequel on trouve l'appendice adhérent par son extrémité au fond du sac. On élargit l'anneau : le doigt introduit dans l'abdomen montre un appendice tendu en corde du cœcum au fond du sac. Après légère anesthésie au chloroforme, on agrandit l'incision vers l'abdomen. On constate alors que l'appendice étrangle plusieurs anses grêles sur lesquelles il passe à la manière d'une bride. Appendicectomie. Fermeture. Guérison opératoire. Mort le 5 mai de myocardite aiguë.

OBSERVATION VIII

(Osty. — *Thèse de Paris*, 1900).

Femme de 48 ans, de tempérament neuroarthritique, porteuse depuis la naissance de sa fille, il y a 20 ans, d'une hernie crurale droite, grosse comme une petite noix. En décembre 1898, douleur dans l'aine droite, augmentation de la hernie qui devient longue de 10 centimètres environ et grosse à peu près comme un œuf de poule. Dans l'impossibilité de marcher, la malade s'alite. Les choses restent dans cet état pendant 5 ou 6 jours au bout desquels la tumeur disparait presque subitement et, avec elle, la hernie vieille de 20 ans.

Le 26 novembre 1899, la tumeur crurale apparait de nouveau brusquement, sans cause apparente. Cette fois, elle ne se résout pas; les douleurs deviennent plus vives. Inappétence, constipation, fièvre à 39°, 39°8. Les jours suivants, symptômes locaux et généraux de suppuration. Rougeur et amincissement de la peau. Le 14 décembre, l'abcès s'ouvre spontanément à la partie supérieure et externe de la tumeur. Il s'écoule environ un litre de pus verdâtre, extrêmement fétide; l'écoulement continue, abondant, pendant 2 ou 3 jours. Amélioration de l'état général. Mais un fistule persiste, laissant s'écouler un liquide séro-purulent qui va diminuant de plus en plus, sans toutefois se tarir. Vers le milieu de janvier 1900, à la partie inférieure de l'abcès, il se fait une petite ouverture d'où s'échappe un pépin de raisin et d'où sort un liquide jaunâtre et très irritant pour les tissus voisins. En février, deux poussées inflammatoires bénignes,

La sortie du pépin de raisin, le siège crural de la tumeur font penser à quelque chose de herniaire. Le 13 mars 1900, intervention : on tombe dans une cavité superficielle qui repose sur une masse de volume d'un petit œuf de poule, masse adhérente de toutes parts aux muscles du plan profond du triangle de Scarpa. Cette masse est constituée par le sac et l'épiploon, le tout fusionné et impossible à dissocier. Une fois cette masse libérée, on s'aperçoit que le pédicule s'implante sur le cœcum et n'est autre que l'appendice renfermé dans la masse herniaire : il est perforé à sa base. Suites opératoires bonnes.

OBSERVATION IX

(ROUTIER. — *Société de Chirurgie*. Novembre 1904).

Femme de 77 ans, hospitalisée pour adéno-phlegmon suppuré de l'aine droite, opérée d'urgence, le diagnostic de hernie crurale droite suppurée ayant été alors posé. On ouvre la tumeur comme un abcès; il s'écoule du pus très fétide; la paroi antérieure du sac est sphacélée. A la paroi interne du sac, il y a, fusionné avec lui, un épaississement. Un coup de ciseaux dans cet épaississement découvre un appendice iléocœcal. Appendicectomie. Appendice macroscopiquement normal, non étranglé.

OBSERVATION X

(J.-H. BARBAT. — *Journal of American Medical Association*, 1900).

Femme de 66 ans. Bonne santé. Depuis 9 ans, hernie crurale droite ne lui occasionnant aucun trouble particulier. Puis un jour, poussée inflammatoire. Le médecin diagnostique : adénite inguinale suppurée ou épiplocèle crurale étranglée. A l'ouverture du sac, écoulement de liquide séro-sanguinolent d'odeur désagréable. Le contenu du sac consiste en l'appendice gros, enflammé, présentant une large perforation auprès du sommet, une scybale contenue dans un petit abcès circonscrit, et le mésoappendice hypertrophié. Toute cette masse était fortement adhérente à la paroi du sac au niveau de l'anneau crural.

OBSERVATION XI

(F. Hue. — *Normandie Médicale*, Janvier 1903).

Femme de 68 ans, atteinte depuis 2 ans de hernie crurale droite, avec crises intermittentes, douloureuses, durant de quelques heures à un jour ou deux. Elle présente des phénomènes d'étranglement depuis quatre jours et demie avec, depuis la veille, des vomissements fécaloïdes. A l'opération, on tombe sur un sac verdâtre contenant un exsudat gelée de groseille et au-dessous, à demi flasque, l'appendice entièrement spacélé avec odeur gangréneuse typique; dans ce même sac était une anse d'intestin grêle montrant un sillon de striction sans sphacèle, facilement réduite après nettoyage. L'intestin grêle était venu s'étrangler dans le refuge de l'appendice, formant un coin qui avait interrompu la circulation dans toute l'extrémité appendiculaire herniée, d'où sphacèle. Suites opératoires favorables.

OBSERVATION XII

(Polosson. — *Lyon Médical*, Mai 1893).

Femme de 37 ans. Petite hernie crurale droite datant de 5 ans, devenue subitement tendue et volumineuse. Le deuxième jour, coliques, envies de vomir, plus de gaz. Le troisième jour, vomissements, hoquet. Le quatrième jour faciès grippé, pouls petit, coliques violentes, ni selles ni gaz; tumeur marronée.

Opération : le sac renferme un liquide rougeâtre, abondant, et à l'intérieur l'appendice long de 5 à 6 centimètres, congestionné, du volume d'un petit doigt, « présentant l'aspect d'un pénis d'enfant en érection »; sur un point de sa circonférence est un bourrelet graisseux analogue aux appendices épiploïques du gros intestin. Guérison en trois semaines.

OBSERVATION XIII

(J.-H. Barbat. — *Journal of American Medical Association*, 1904).

Femme de 69 ans, bien portante jusqu'alors à part une douleur dorsale plus intense lorsqu'elle était assise que lorsqu'elle était debout ou se promenait. Pas de troubles au niveau de l'aine.

Subitement prise de crampes et de douleurs au bas ventre avec maximum d'intensité à droite, elle se coucha immédiatement et découvrit une petite tumeur au niveau de l'aine droite : taxis sans succès, applications chaudes.

Le lendemain, douleur intense, spasmodique, au niveau de l'aine droite, s'irradiant vers l'abdomen et vers le dos, plus intense au niveau du dos qu'aux autres points. (L'auteur note cette particularité parce qu'il pense que la douleur dorsale, que la malade avait auparavant, était due au tiraillement du mésoappendice pendant la formation de la hernie qui, à son avis, existait quelque temps avant sa découverte, mais qui n'avait jamais été apparente à cause de la couche épaisse de graisse qui la masquait.) Un vomissement, température à 38°3, pouls à 100.

Opération : A l'ouverture du sac, il s'écoule quelques gouttes d'un liquide inodore, séro-sanguinolent. Le contenu du sac se composait de l'appendice replié sur lui-même et étranglé au niveau de l'anneau externe; l'extrémité de l'appendice était au-dessus de l'étranglement. Section de l'anneau.

Le sommet de l'appendice était sphacélé presque complètement, tandis que le reste était seulement congestionné : la double constriction avait produit un étranglement plus précoce auprès du sommet qu'auprès de la base.

OBSERVATION XIV

(Sauvage. — *Thèse de Paris*, 1894).

Femme de 70 ans, porteuse d'une hernie crurale droite datant de longtemps et irréductible depuis 5 jours. Constipation, violentes douleurs abdominales, mais pas d'occlusion vraie. Ventre ballonné, hoquet depuis 2 jours; une selle sous l'influence d'un lavement. Tumeur tendue, douloureuse à la pression, du volume d'un œuf de pigeon, avec corde épiploïque également douloureuse au-dessus de l'arcade. Le diagnostic d'épiplocèle crurale étranglée avec épiploïte herniaire est posé.

L'ouverture du sac laisse échapper un peu de liquide louche, sanguinolent; au centre du sac, une masse d'épiploon violacé, noirâtre, présentant des adhérences récentes à la paroi du sac qui est rouge, dépoli, en pleine péritonite. Après ligature et résection de l'épiploon au-dessus du point étranglé, apparaît un organe sortant par la paroi interne de l'anneau; cet organe est allongé, rouge violacé, à surface séreuse dépolie; libre de toute adhérence au sac, il est formé de deux cylindres accolés; l'interne est nettement cylindrique et fluctuant, l'externe épais, dur et aplati : ce n'est autre chose que l'appendice vermiculaire; le cylindre interne, qui lui est intimement adhérent sur toute sa longueur, est constitué par de la graisse contenue dans un repli péritonéal qui n'est que le vestige d'un mésoappendice.

OBSERVATION XV

(Romm. — *Deutsche Zeitung für Chirurgie*, XLI, 1895).

« Un homme de 48 ans, porte depuis un an une petite tumeur « crurale gauche qui devient tout à coup irréductible et est le siège « de douleur de plus en plus vives. Au-dessous du ligament de « Poupart, on constate une tuméfaction de l'étendue de la paume « de la main, avec rougeur intense et œdème des téguments. Pas le « moindre trouble digestif, état général bon. Par l'incision s'étale une « grande quantité de pus d'odeur infecte ».

OBSERVATION XVI

(Louis Michel. — *Revue Médicale de l'Est*, Juillet 1909).

Appendicite herniaire. Femme de 53 ans. Canal crural. Appendice gangréné. Calcul stercoral. Vomissements alimentaires, puis bilieux, gaz et selles. Opération. Guérison.

OBSERVATION XVII

(Bleynie et Descazals. — *Limousin Médical*, Juillet 1904).

Femme de 55 ans. A ressenti, il y a 8 jours, une douleur brusque au niveau de la partie inférieure droite de l'abdomen, suivie bientôt de vomissements. Cette douleur diminue peu à peu d'intensité; mais dans la région de l'aine du côté droit, d'une façon peu intense, mais continuelle, persiste une douleur exagérée par la station verticale, si bien que la malade marche légèrement inclinée en avant.

A l'examen, 8 jours après le début des accidents, état général parfait, pouls calme et normal, pas de vomissements, gaz et selles conservés, pas de ballonnement du ventre, température normale. A la région crurale droite, petite saillie allongée dans le sens transversal et située un peu au-dessous de l'arcade de Fallope. Peau d'aspect normal, glissant sur cette petite tumeur, que la palpation révèle légèrement douloureue, irréductible, bosselée; à la toux, il n'y a pas de modification de volume, pas de phénomène d'impulsion.

Opération le lendemain. Après incision de la peau, on tombe sur une masse principale, grosse comme une noisette, entourée de tissu cellulaire œdématié et d'aspect inflammatoire. On ne trouve pas de sac. L'ouverture de la tumeur laisse échapper une très petite quantité de liquide louche entrainant quelques parcelles de tissus nécrosés. On attire l'appendice : lisse et sain à son insertion du cœcum, mais sphacélé à son extrémité. Résection de l'appendice. Suites opératoires normales.

L'opérateur signale que l'orifice, par lequel sortait l'appendice était extrêmement petit et il se demande s'il s'agissait bien du canal crural et non pas d'un orifice spécial creusé au travers de l'arcade.

OBSERVATION XVIII

(Sauvage. — *Thèse de Paris*, 1894).

Femme de 50 ans, portant depuis 9 ans une hernie crurale droite. A ce moment, accidents d'étranglement, hernie réduite sous chloroforme. 9 ans après, elle sort encore, mais devient irréductible. Localement, tumeur petite, marronée, douloureuse, non enflammée. Symptômes fonctionnels : peu de chose, pas de vomissements ni de paralysie intestinale complète; la malade rendait des gaz. Opération. Guérison.

OBSERVATION XIX

(Guinard. — *Société de Chirurgie*, 25 Novembre 1896).

Femme de 54 ans. Depuis 2 ans, hernie crurale droite qui devient tout à coup irréductible. La malade se couche et dort bien. Pendant 4 jours cette femme continue son travail quoique ressentant quelques douleurs. Pas d'autres symptômes anormaux. 6 jours après, au moment de l'opération, état suivant : pas de vomissements, pas de ballonnement du ventre, elle a eu une selle la veille et a rendu des gaz par l'anus. Localement, petite hernie crurale du volume d'une noix, mate à la percussion, dure et douloureuse. Opération. Guérison.

OBSERVATION XX

(Taillefer. — *Société de Chirurgie*, 1901).

Une malade âgée de 39 ans voit sa hernie, qui date de 3 ans, devenir soudain douloureuse et irréductible. La malade se couche et la douleur se calme. 2 jours plus tard, la malade peut se lever, mais elle est obligée de s'aliter de nouveau au 5° jour. A ce moment, on constate dans la région crurale droite une masse marronée, mate, irréductible, douloureuse. Etat général excellent. Pas de fièvre. Pouls normal. Pas de nausées, gaz, mais constipation. Opération. Guérison.

OBSERVATION XXI

(Denis. — *Thèse de Paris*, 1904).

Femme de 50 ans. Hernie crurale droite depuis 10 ans. Puis en deux jours la tumeur grossit, devient douloureuse et irréductible.

sans constipation ni troubles digestifs. Tumeur ovoïde, de grosseur d'un œuf de dinde. Matité qui n'est pas celle de l'épiplocèle ordinaire. Tension considérable. Peau un peu rouge. Pas d'inégalité de consistance dans cette tumeur, mais fluctuation qui s'étend à toute la masse. Irréductibilité. Opération. Guérison.

CHAPITRE II

Étiologie et Pathogénie

Nous croyons devoir commencer ce chapitre par une étude succincte de l'appendicocèle crurale. En effet, sa disposition et son processus anatomiques expliquent en partie son inflammation.

L'appendicocèle crurale était autrefois classée comme chose très rare. A l'heure actuelle, le nombre en est plus considérable. Ce fait tient surtout au plus grand nombre d'interventions chirurgicales, car le diagnostic ne se fait d'ordinaire, chez le vivant, qu'en cas de complications, surtout d'appendicite herniaire, qui forcent la main de l'opérateur.

C'est une hernie de forme et de siège semblables aux autres hernies curales, avec cette seule particularité que son contenu est l'appendice iléo-cæcal. A noter toutefois un cas où le sac, d'après l'auteur de l'observation XVII, passerait à travers le ligament de Gimbernat et simulerait ainsi une « hernie de Laugier ».

L'on a considéré longtemps la majorité des appendicocèles comme extra-sacculaires. Mais des travaux ont maintenant nettement mis en évidence l'existence constante d'un sac péritonéal revêtant de toutes parts l'appendice. Si l'erreur commise par les anciens a persisté si longtemps, c'est que, dans certains cas (obs. I, IV, V, VIII, IX), il se fait, sans doute sous l'influence de poussées inflammatoires, entre le péritoine viscéral recouvrant l'appendice et le péritoine pariétal qui forme le sac, un travail d'adhérences, puis d'accollement qui aboutit à leur fusion; mais en réalité les deux feuillets existent. Il ne s'établit jamais de résorption séreuse, ni de disparition des feuillets primitifs du péritoine.

L'appendice hernié peut être complètement ou partiellement engagé dans le sac. Il y est seul (obs. I, II, III, V, IX, XIII) ou associé à d'autres organes : soit au cœcum, soit au méso-appendice (obs. X), à l'épiploon (obs. VI et XIV), à des amas graisseux (obs. IV et XII), soit enfin à une anse grêle (obs. VII et XI). Il est aussi souvent associé que seul.

Reste à savoir par quel mécanisme il se hernie ainsi.

Nous ne ferons que signaler à ce sujet la théorie embryologique de la hernie crurale appendiculaire. L'appendice iléo-cœcal serait, à la naissance, anormalement, ectopiquement bas situé, à l'entrée du canal fémoral, par suite d'un trouble, d'un arrêt dans le développement in fœto du tube digestif. A partir du troisième mois, l'intestin primitif subirait un mouvement de torsion. La région cœcale, et avec elle l'appendice tournerait alors autour de l'artère mésentérique supérieure dans le sens inverse des aiguilles d'une montre, c'est-à-dire qu'elle serait d'abord à gauche, puis au-dessus et enfin à droite de cet axe. A ce moment, le cœcum se trouverait donc dans la fosse iliaque droite. Mais ce mouvement d'évolution peut ne pas s'arrêter à ce stade et le cœcum venir occuper successivement la partie inférieure de l'abdomen, puis le pelvis, enfin la fosse iliaque gauche. Tel est le mécanisme par lequel l'appendice pourrait, suivant une hyper ou hypo-involution de l'intestin fœtal, se présenter en face des divers trajets herniaires, notamment le crural, se trouver dans la fosse iliaque gauche et là s'engager ensuite dans le canal fémoral (cas de Room, observation XV).

Nous accordons toutefois davantage de crédit à la théorie suivante : la hernie appendiculaire crurale serait la conséquence de conditions anatomiques et pathologiques prédisposantes. Parmi celles-ci, nous pouvons citer :

1° La longueur exagérée de l'appendice, la laxité de ses ligaments et attaches;

2° Une mobilité anormale du gros intestin qui est elle-même sous la dépendance d'une longueur excessive du côlon ascendant; plus ce dernier est long, plus le cœcum est mobile;

3° L'atonie de l'intestin et sa ptose consécutive;

4° Invoquons enfin, comme dans les hernies ordinaires, une faiblesse congénitale ou acquise de la paroi (obs. I et III) et l'influence de l'effort (toux, travaux de force, accouchement (obs. VIII), etc.

***

Quant aux causes susceptibles de provoquer l'inflammation de l'appendice inclus dans une hernie crurale, elles sont multiples.

Tout d'abord, il en est qui tiennent à sa position toute spéciale, relativement superficielle, dans un sac herniaire. Il est ainsi exposé aux traumatismes accidentels, aux différents chocs venus de l'extérieur, aux irritations provoquées par le bandage dans les cas où l'on utilise cet appareil de contention, aux malaxations inopportunes, incorrectes, de trop longue durée, que l'on fait souvent subir aux tumeurs de ce genre dont on tente la réduction.

D'autres fois, la gêne circulatoire deviendra un facteur étiologique important. En effet, la vascularisation de l'appendice est toute différente de celle du reste de l'intestin : une seule artère, l'artère appendiculaire, une des branches terminales de la mésentérique supérieure, s'y rend. On comprend dès lors que toute cause mécanique telle que torsion, compression (obs. XI), tiraillement (obs. XIII), coudure (obs. VII, XII, XIII), facilitée par les modifications constantes de forme, de volume, de situation du cœcum, puissent troubler cette circulation, oblitérer l'artère principale et provoquer dans l'appendice un lieu de moindre résistance aux infections.

Ensuite, toutes les causes qui interviennent dans l'éclosion de l'appendicite abdominale gardent ici toute leur valeur. L'appendice est un organe en voie de régression; il est en état d'infériorité physiologique vis-à-vis de l'intestin : les échanges intraorganiques y sont plus faibles, la circulation des matières se fait à son niveau plus difficilement que dans le reste du canal intestinal. En outre, le cæcum est, comme on le sait, le milieu le plus septique. On conçoit donc facilement que, par suite de son siège et de sa structure, l'appendice soit exposé tout particulièrement aux infections et aux infections les plus graves. C'est ce qui a fait dire « qu'il n'est pas une grande septicémie dont l'appendicite ne puisse être une localisation ». Nous ne connaissons pas toutefois d'observation d'appendicite herniaire crurale survenue au cours ou du fait évident d'une maladie infectieuse.

Enfin, les corps étrangers (obs. VIII, X, XVI), le mauvais état antérieur du tube digestif, les diathèses (obs. VIII) sont également autant de causes prédisposantes d'appendicite herniaire.

***

Dans les 50 observations qui sont à la base de notre étude sur l'appendicite herniaire crurale, nous en avons relevé 7 cas seulement chez l'homme et 43 chez la femme.

L'influence du sexe est donc indéniable : nous trouvons une proportion de six femmes contre un homme. Ce fait n'a rien qui doive surprendre, la hernie crurale étant plus fréquente chez la femme, quelqu'en soit le contenu.

Le maximum de fréquence s'observe chez l'adulte et surtout chez le vieillard avec prédominance marquée entre l'âge de 55 et 70 ans. Ce fait est à opposer à la plus grande fréquence de l'appendicite abdominale chez l'enfant. Nous n'avons point trouvé de cas d'appendicite herniaire crurale chez l'enfant, mais nous admettons la chose comme possible, car il existe des cas inguinaux.

L'appendice est hernié, étranglé, enflammé dans le canal crural droit. Il y a cependant le cas unique de Romm (obs. XV) où l'appendice est hernié et enflammé dans le canal fémoral gauche.

Presque toujours il s'agit de hernie crurale ancienne dont la production avait précédé de longtemps l'inflammation de l'appendice (observations I, IV, V, VII, VIII, IX, X, XI, XII, XIV, XV, XVIII, XIX, XX, XXI). Il existe néanmoins un certain nombre de cas (obs. II, III, VI) où le début de l'appendicite est contemporain de l'apparition de la hernie. Parfois enfin, la hernie existe, méconnue, et n'est révélée que par une crise aigüe d'appendicite (obs. XIII).

CHAPITRE III

Symptomatologie

Comme nous l'avons dit précédemment, l'apparition de la hernie est quelquefois contemporaine de la crise appendiculaire, mais, dans la grande majorité des cas, il s'agit d'une femme de 55 à 60 ans, antérieurement porteuse d'une hernie crurale; elle éprouve bien à cette région, d'une façon intermittente, une sensation pénible, désagréable, qu'elle attribue d'ordinaire à la hernie et à laquelle elle n'attache qu'une importance relative. Puis, brusquement, au cours de son travail, parfois à l'occasion d'un effort, parfois sans qu'on puisse invoquer une cause quelconque, la malade ressent une douleur vive de modalité variable.

Ce symptôme « douleur » est un des signes importants de l'appendicite herniaire crurale. Ce peut être une sensation assez forte de gêne, de tension sourde difficilement localisable; ce peut être une très violente douleur localisée au trajet herniaire (obs. II, III, VI, VIII, XIV, XV); la malade porte instinctivement la main sur cet endroit comme pour le protéger. Cette douleur atteint rapidement, immédiatement même, une certaine intensité. Elle peut aussi revêtir un caractère paroxystique : la malade ressent une sorte de lancement analogue à de fortes piqûres d'épingles (obs. I). D'après certains auteurs, « cette crise douloureuse, bien localisée en un point précis, « venant de temps à autre se surajouter à une colique continue « n'appartient qu'à l'appendicite herniaire ». D'autres auteurs attirent également l'attention sur l'absence d'irradiations douloureuses. Cette remarque souffre de si nombreuses exceptions que nous mettons fortement en doute sa valeur séméiologique : nous avons en effet souvent noté la propagation de la douleur soit à tout l'abdomen (obs. I, II, III, XII, XIII, XIV), soit plus spécialement dans le flanc droit (obs. VI, XIII, XVII), à l'épigastre et même dans le dos (obs. XIII).

Cette douleur force la malade à s'aliter. Parfois cependant elle n'interrompt pas le travail des malades : ce n'est que le lendemain, parfois même 4, 5, 8 jours après (obs. III, XI, XII, XIV, XVII, XIX, XX), qu'elle se fait alarmante. C'est que, peu à peu, cette douleur se précise et se cantonne à la région crurale et que la malade dont l'attention est attirée de ce côté, constate, en palpant la région, quelque chose de nouveau : une petite tuméfaction au pli de l'aine.

Cette tuméfaction n'inquiète pas par son volume, mais par la douleur dont elle est le siège quand on la palpe. Enfin, certaines malades observatrices (obs. I, VIII, XII, XXI), notent que la tuméfaction augmente peu à peu de volume, se tend et se durcit; quelques unes peuvent néanmoins vaquer à leurs occupations en les entrecoupant de repos fréquents, en évitant de se tenir très droites et en marchant légèrement inclinées en avant (obs. XVII).

Pendant ces quelques jours d'indécision, elles ont des nausées ou même quelques vomissements; elles sont un peu plus constipées que d'habitude, mais leur état général se maintient excellent.

Les constatations locales du chirurgien sont presque toujours identiquement superposables; les symptômes généraux varient un peu d'un cas à l'autre.

Localement, on trouve une tuméfaction toujours peu volumineuse, exceptionnellement du volume d'un œuf de poule (obs. VIII), souvent comparée à une fève (obs. I), à une amande (obs. III), à un œuf de pigeon (obs. XIV), à une noix (obs. VIII et XIX), à une petite mandarine (obs. II et VI).

Cette tuméfaction, qui est franchement mate, est presque

toujours très dure, d'une consistance « pierreuse » même, lisse, parfois cependant bosselée et comme « marronée » (obs. I, XII, XVII, XVIII, XX), absolument irréductible et très douloureuse. Généralement hémisphérique, elle est dans quelques cas oblongue (obs. VIII et XVII). La peau qui la recouvre est très distendue; on l'a notée luisante et rouge (obs. VIII, IX, X, XV, XXI).

Son siège est à la région crurale droite, un peu au dessous de l'arcade fémorale, à l'union du 1/4 interne et des 2/3 externes de cette arcade, immédiatement en dedans de l'artère fémorale dont on sent les battements sur le côté externe de la tuméfaction.

La palpation réveille ou augmente la sensibilité locale. Parfois (obs. III, VI, XIV), vers le pôle supérieur de la tuméfaction, elle décèle un pédicule particulièrement douloureux : on a alors sous le doigt l'impression d'un cordon dur se prolongeant vers l'abdomen; quand il est large ou lorsque la tumeur est « pierreuse », il n'est pas perçu.

L'effort et la toux ne changent pas le volume de la tumeur, mais la rendent momentanément plus douloureuse.

Le ventre est généralement balloné et presque toujours sensible. Sa souplesse est à peu près intacte.

L'état général des malades est ordinairement peu troublé. Ce ne sont d'ailleurs pas les accidents généraux qui les poussent à consulter : c'est la douleur et l'irréductibilité de la hernie qui les inquiètent.

Nous n'avons point — comme ç'en est le cas dans l'appendicite abdominale et dans l'étranglement herniaire intestinal — le spectacle de ces malades à facies péritonéal, à traits tirés, yeux excavés, pouls filiforme, dépressible, respiration anxieuse, etc... Elles sont en général calmes et reposées.

La plupart du temps, tout se passe même sans température ou avec une fièvre modérée. L'hyperthermie n'est observée que dans les formes phlegmoneuses, et l'hypothermie, d'une façon excessivement rare, dans les cas de propagation de l'infection au péritoine.

Le pouls semble un peu accéléré : nous notons 90, 100 pulsations dans quelques observations (II et XIII). Quelle part faire alors au processus phlegmasique, à la douleur et à la tachycardie réflexe? Le pouls est généralement bien frappé; rarement il est petit (obs. XII).

Toutes ces malades présentent un état nauséeux. Elles ont des éructations. Les vomissements ne sont pas constants : habituellement ils sont isolés et n'ont pas le caractère incessant et précipité de l'étranglement intestinal. On les observe surtout au début des accidents; ils disparaissent par la suite pour faire place à un état nauséeux. Comme dans l'occlusion intestinale, ils sont d'abord alimentaires, puis bilieux et, en dernier lieu, fécaloïdes (obs. XI), mais il faut bien dire que ce dernier caractère est le plus souvent absent.

La suppression des matières est rarement absolue. Une constipation relative est assez fréquente : elle est notée dans presque toutes les observations. La malade n'a qu'une selle en quelques jours ou ne vide son tube digestif que grâce à un purgatif ou à un lavement. D'après certains auteurs, cette constipation serait plus marquée dans les appendicites en milieu herniaire que dans les appendicites herniaires pures.

En général, les gaz sont conservés; dans les observations XI et XII ils sont cependant supprimés. Mais il ne faut pas perdre de vue qu'il peut exister dans la même hernie crurale un étranglement intestinal concomittant (obs. VII) et qu'il existe, comme nous le verrons plus tard, des cas d'appendicite herniaire crurale simulant complètement l'entérocèle étranglée.

CHAPITRE IV

Formes Cliniques et Anatomopathologiques

Comme dans l'abdomen, l'inflammation de l'appendice, qui se trouve dans un sac herniaire crural, peut être soit chronique, soit aigüe, soit suppurée, correspondant exactement à trois types anatomo-pathologiques distincts. En outre, suivant que la collection purulente se localisera dans le sac herniaire ou se propagera dans la cavité péritonéale, il y aura « péritonite herniaire » ou péritonite « généralisée ».

Le tableau symptomatologique, que nous avons précédemment tracé, ne nous donne que des notions générales nous permettant de soupçonner le diagnostic d'appendicite herniaire crurale, mais, à chacune des formes cliniques citées, correspondront certains signes particuliers, certains caractères spéciaux qui, joints aux anamnestiques fournis par la malade, permettront de ranger le cas observé dans telle ou telle variété.

Chez les appendiculaires chroniques herniaires nous trouvons les mêmes symptômes pathologiques que chez les appendiculaires abdominaux chroniques : ce sont généralement des gens à langue saburrale, à digestions difficiles, à embarras gastriques assez fréquents, à facies jaunâtre, subictérique; ces femmes sont très fatiguées dès le lever et au moindre effort. On a noté chez elles un changement du caractère : elles deviennent nerveuses, irascibles. On attribue ces troubles à la hernie et, après l'opération, on est tout surpris de voir ces phénomènes s'atténuer ou même disparaître : ils étaient le fait d'une appendicite herniaire chronique.

On a décrit une forme d'appendicite abdominale à répétition, à crises douloureuses intermittentes, unanimement appelée « à récidives » (terminologie mauvaise, qui suppose l'intégrité absolue de l'appendice dans l'intervalle des crises); il existe, en milieu herniaire crural, une forme clinique caractérisée par une évolution identique.

C'est le cas de ces malades qui, un jour, font une crise d'appendicite herniaire d'intensité variable qui spontanément se calme et guérit; à tort, on traite médicalement, on n'opère pas; mais, au bout de semaines ou de mois, surviennent de nouvelles crises appendiculaires affectant en général une gravité progressivement croissante qui force à l'intervention chirurgicale (obs. I, IV, VI, VII, VIII, XI).

Localement, la tumeur présente tous les caractères soit de l'entérocèle, soit plutôt de l'épiplocèle crurale, réductible ou non réductible.

Quand on opère dans l'intervalle des crises, à froid, on trouve un appendice allongé, augmenté de volume, renflé à son extrémité inférieure, turgescent. Il est maintenu dans le sac herniaire quelquefois du fait de son hypertrophie, mais le plus souvent par des adhérences au sac même.

Pendant les crises aigües, le diagnostic est orienté soit vers l'épiploïte herniaire, soit vers l'entérocèle ou l'épliplocèle étranglées. Douleur siégeant à la hernie, nausées, vomissements alimentaires, puis bilieux, fécaloïdes même, constipation, parfois arrêt des matières et des gaz, etc..., sont autant de symptômes dont nous avons parlé au chapitre précédent et sur lesquels nous n'insisterons pas ici.

L'appendice devient alors turgescent, augmente encore de volume, et, dans ces conditions, il ne tarde pas à être stricturé par des anneaux herniaires qui, jusqu'ici, lui avaient livré passage. Le collet du sac herniaire, lui aussi, ne tarde pas à se congestionner, à s'œdématier et ainsi s'installe l'étranglement herniaire. Et alors, il est souvent bien difficile, au point de vue clinique, de séparer cet étranglement appendiculaire de l'appendicite herniaire, car il existe toujours, sinon primitivement du moins secondairement, des lésions identiques (obs. IV, V, VII, Examen microscopique).

Toutefois, si à l'ouverture du sac herniaire on tombe sur un appendice volumineux, turgescent (obs. X), très renflé à son extrémité, en forme de battant de cloche, de même si la terminaison de l'appendice est sphacélée (obs. II, IV, VI, XV) ou perforée (obs. VII, IX), sans qu'il y ait de stricture sérieuse sur sa partie supérieure, le diagnostic d'appendicite herniaire primitive s'impose.

Quand, par contre, il y a des signes nets de striction simple ou double (obs. XIII), avec tendance au sphacèle à l'endroit même où s'est exercée la striction, l'appendice peut présenter, depuis la simple congestion jusqu'à la gangrène complète, tous les stades divers de l'inflammation; on est alors en droit de penser à un étranglement appendiculaire primitif avec appendicite, légère ou grave selon les cas, secondaire et consécutive.

Qu'elle soit primitive ou secondaire à un étranglement, l'inflammation peut enfin évoluer — et les cas en sont assez fréquents — vers la forme suppurative, offrant alors un tableau clinique nouveau, celui de l'appendicite herniaire crurale suppurée, voire même phlegmoneuse (obs. VIII, IX, XIV, XV).

L'inflammation, au lieu de rester cantonnée à l'appendice et au sac herniaire, se propage, par destruction et rupture du sac, dans le tissu cellulaire avoisinant. Les tissus réagissent. La région herniaire devient très douloureuse; en plus de la tension ordinaire, on perçoit de l'empâtement qui traduit le travail inflammatoire. Des modifications se produisent du côté des téguments. La peau est violacée, luisante, chaude, douloureuse; elle augmente considérablement d'épaisseur, les tissus s'infiltrent, s'œdématient. Nous avons alors tous les signes d'une collection purulente.

Dans les cas moins graves tout évolue comme un abcès local : la peau est un peu plus rouge en un point, la palpation dénote de la fluctuation, puis l'abcès s'ouvre spontanément, du pus s'écoule, mélangé parfois à des gaz, à des corps étrangers (obs. VIII). Les phénomènes généraux s'améliorent rapidement, aussitôt presque; mais il persiste une fistule (obs. VIII) qui nécessite une intervention. On songe, dans ces cas-là, à une adénite suppurée.

Mais d'autres fois, symptômes locaux et généraux prennent une allure plus inquiétante. Tout se passe comme pour un phlegmon diffus, septique, avec toute sa gravité. La palpation est horriblement douloureuse. L'état général est très mauvais; la température atteint 39°, 39°8 (obs. VIII). Il y a de la constipation. La peau se sphacèle et il s'écoule un pus d'une odeur désagréable, voire même d'une fétidité repoussante, contenant des débris de tissus nécrosés. Il y a de vastes décollements; il peut y avoir de grandes pertes de substance.

De cet exposé des formes cliniques et complications, on est amené à penser que, quand une appendicite herniaire crurale commence, on ne sait jamais comment elle va évoluer. L'étape inflammatoire appendiculaire peut résumer à elle seule toute la maladie : en pareil cas le péritoine n'est pas en cause et la malade guérit de son attaque appendiculaire, tout en conservant un appendice adultéré qui pourra bien devenir, à des époques plus ou moins éloignées, l'origine de nouvelles crises. Dans d'autres circonstances plus fréquentes, le processus ne s'en tient pas aux lésions appendiculaires : le péritoine est intéressé; il est plus ou moins gravement atteint. Parfois il n'est qu'effleuré; il s'agit seulement de péritonite adhésive, très limitée : des adhérences péritonéales s'établissent entre le feuillet viscéral enveloppant l'appendice et le feuillet pariétal constituant le sac herniaire. Ces adhérences sont même destinées à jouer un rôle de protection et de limitation en cas de nouvelles poussées appendiculaires. Cette péritonite adhésive sacculaire n'a pas de tableau clinique spécial : elle fait corps avec l'appendicite herniaire crurale chronique.

Mais si une poussée inflammatoire aiguë se produit, le péritoine va, lui aussi, réagir de façon aiguë : son inflammation peut rester localisée au sac herniaire, mais elle peut aussi franchir les limites de ce sac, prendre une plus ou moins grande extension, se diffuser à toute la séreuse abdominale. Alors est créée la péritonite abdominale soit localisée, soit diffuse. Mais il faut bien dire que la forme si grave de péritonite diffuse est excessivement rare. Le péritoine hernié n'est-il pas en quelque sorte isolé du reste de la séreuse abdominale par cet obstacle naturel qu'est l'anneau crural? Enfin, de nos jours, grâce aux progrès de la chirurgie, il n'est pas d'exemple d'appendicite herniaire crurale aiguë où l'on ait temporisé au point de laisser s'aggraver tellement le mal.

Selon que le péritoine est plus ou moins atteint, on trouve, à l'ouverture du sac herniaire, des lésions macroscopiques variables. Tantôt, dans les cas les plus frustes de péritonite, la séreuse est seulement congestionnée, couleur lie de vin, dépolie, poisseuse et le sac contient alors un exsudat moyennement abondant, inodore, roussâtre, sérosanguinolent. D'autres fois, dans les cas plus graves d'appendicite herniaire crurale suppurée, les parois du sac ont subi un travail de désagrégation : congestionnées seulement en certains endroits, elles sont en d'autres totalement sphacélées; le liquide péritonéal du sac est plus ou moins abondant (on a noté jusqu'à un litre de pus dans l'observation VIII), plus ou moins purulent, de consistance et de couleur variables (vert, gelée de groseille, noirâtre, jaunâtre), mais d'odeur toujours très mauvaise, d'une fétidité parfois gangréneuse.

Le tableau clinique concomitant se présente avec tous les caractères de gravité des appendicites herniaires crurales suppurées et phlegmoneuses, quand la péritonite est uniquement herniaire. Les choses empirent encore, quand la péritonite est diffuse : la scène est à la fois abdominale et générale. Le ventre est soit ballonné, soit météorisé; les vomissements deviennent plus fréquents, incessants; la malade a du hoquet. Elle fait de l'hypothermie; il y a tendance au collapsus et à l'algidité; l'état général est des plus inquiétants.

CHAPITRE V

Diagnostic

La hernie crurale de l'appendice est absolument, à notre avis, impossible à diagnostiquer : c'est une trouvaille d'opération ou d'autopsie.

Quant à l'appendicite herniaire crurale, la variété si grande des formes qu'elle peut revêtir rend son diagnostic très délicat.

Il est entièrement difficile pour deux raisons : d'abord, l'évolution de l'appendicite ne se fait pas en son siège habituel; ensuite, cette évolution d'appendicite à siège anormal va se faire dans un milieu, la hernie, où habituellement évoluent des accidents cliniquement analogues et dûs à une toute autre cause.

Ce diagnostic pourra être soupçonné, mais bien rarement affirmé pour une hernie crurale droite; à gauche il est nettement impossible.

Un excellent élément de diagnostic peut être quelquefois fourni par le passé pathologique de la malade. Le fait pour une hernie d'avoir présenté des crises douloureuses, brusques, avec rougeur, tension, gonflement, plusieurs mois auparavant, suivies de guérison complète dans l'intervalle, doit faire pressentir l'appendicite; de même, lorsque une hernie pseudo-étranglée ou une épiploïte d'allures bizarres évolueront chez une femme ayant subi antérieurement des crises abdominales d'appendicite.

Lorsqu'une hernie crurale est le point de départ d'accidents pathologiques, on est tout naturellement et de prime abord amené à incriminer l'intestin ou l'épiploon, contenus habituels des hernies; lorsque l'évolution des accidents est modérée, silencieuse, on met en cause l'épiploon; si elle est bruyante, tapageuse, on incrimine l'intestin grêle.

C'est avec l'épiplocèle crurale enflammée que l'erreur est le plus souvent commise (obs. III, X, XIV, XVIII, XIX, XX, XXI). Tumeur brusquement plus volumineuse, qui devient douloureuse, chaude, sensible à la pression et pendant les mouvements; coliques, quelquefois nausées, pas ou peu de vomissements, assez souvent constipation, telle est l'allure habituelle de l'épiploïte et de l'appendicite herniaire. Cependant dans cette dernière, la douleur débute généralement avec plus de brusquerie; elle présente — et c'est là un élément précieux de diagnostic — des paroxysmes. La tumeur est plus tendue, plus dure (elle est « pierreuse ») que dans une épiploïte; elle est parfois lobulée, « marronée », chose qui n'existe pas non plus dans l'épiploïte. Assez importante est la constatation d'une corde abdominale au-dessus de l'anneau crural, ce qui est un signe d'épiploïte. Mais ce sont nuances bien légères, trop souvent insuffisantes. Faut-il ajouter que, l'épiploon voisinant fréquemment avec l'appendice dans la hernie crurale (obs. VI), elles peuvent perdre toute leur valeur et même faciliter la confusion.

L'appendicite herniaire crurale peut, sans adjonction d'anses intestinales herniées, simuler de tout point l'entérocèle étranglée. Elle peut aussi (obs. VII, XI) devenir la cause d'un véritable étranglement intestinal en comprimant une anse d'intestin grêle contenue dans la hernie. Autant de diagnostics impossibles.

Quand l'intestin est en cause, la douleur est plus volontiers localisée au collet du sac. Dès les premières heures on constate un état général inquiétant; il y a arrêt des matières et des gaz, les vomissements sont constants, répétés, d'abord alimentaires, puis bilieux, enfin fécaloïdes; très rapidement la malade présente de l'algidité, de l'hypothermie, le pouls rapide et filiforme, le faciès grippé, la respiration anxieuse, la voix cassée. Dans l'appendicite herniaire crurale, la douleur est plus volontiers étendue à toute la hernie, la température est normale ou légèrement élevée, il y a presque toujours persistance des matières et des gaz, les vomissements ne sont presque jamais fécaloïdes, l'état général est relativement bon.

Lorsque l'inflammation du péritoine herniaire envahit les tissus superficiels, lorsque l'appendicite affecte la forme suppurative ou phlegmoneuse, quand des fistules se sont formées, il y a lieu de faire le diagnostic différentiel de l'adénite aiguë, notamment de celle du ganglion de Cloquet, d'un abcès de cause locale, d'un abcès par congestion. S'il existe une fistule, il faut explorer avec soin, voir si elle ne livre pas passage à des gaz et si, dans le pus qui s'écoule d'elle, il n'y a pas de produits stercoraux.

Enfin, chez la femme, il faut songer à la possibilité d'une hernie crurale enflammée de la trompe ou de l'ovaire, chose aussi rare que l'appendicite herniaire crurale.

Nous pouvons dire, en résumé, que la présence d'une inflammation herniaire crurale à allures peu franches, peu nettes, anormales tant par les signes locaux que généraux, on peut et on doit penser à l'appendicite herniaire. L'examen attentif, l'interrogatoire permettront, sinon d'en poser un diagnostic certain, du moins d'en soupçonner la possibilité.

En tout cas, on ne devra jamais temporiser, faute de diagnostic ferme. En présence d'accidents herniaires, l'opportunité de l'intervention ne se pose pas; c'est immédiatement, d'urgence, que l'opération doit être pratiquée.

Pronostic

Le pronostic de l'appendicite herniaire crurale fut toujours considéré comme sérieux. Avant les porgrès actuels de la chirurgie, il était même particulièrement sombre; les observations anciennes rapportent des morts relativement assez fréquentes par septicémie généralisée ou par péritonite diffuse consécutives à des appendicites herniaires crurales.

Mais il semble bien que dans l'état actuel de nos connaissances chirurgicales, avec la possibilité de l'intervention précoce et rapide, les choses se présentent de nos jours avec un aspect plus favorable : dans les observations publiées dans ces trente dernières années nous n'avons point trouvé exemple de mort qui soit uniquement due à cette affection.

Il n'en est pas mois vrai cependant qu'elle a une certaine gravité. L'étranglement de l'appendice serait, d'après certains auteurs, aussi grave que celui de n'importe quelle autre portion de l'intestin.

On s'est représenté cette gravité en fonction de conditions anatomo-pathologiques variables. Pour les uns, la situation de l'appendice hernié serait le facteur principal de pronostic : lorsque l'appendice enflammé est totalement hernié, la gravité serait beaucoup moins grande que lorsqu'il l'est seulement en partie.

Dans le premier cas, l'inflammation gagne les régions voisines, détermine de la péritonite locale. Les phénomènes peuvent en rester là, mais on les voit le plus souvent évoluer vers les abcès herniaires : il y a fistules et suppurations prolongées compatibles avec un état général relativement bon. Mais si les fausses membranes du sac ne parviennent pas à localiser la péritonite, elle peut devenir générale : il y a alors grand danger. C'est dans ce cas que l'étranglement de l'appendice peut jouer un rôle salutaire; il constitue une barrière entre le péritoine herniaire enflammé et le péritoine abdominal sain; il empêche, à défaut de fausses membranes protectrices, la diffusion de la péritonite.

Mais si l'appendice enflammé n'est qu'incomplètement descendu dans le sac, l'étranglement divise cet appendice enflammé en deux portions, l'une intra-herniaire, l'autre abdominale. Chacune de ces deux portions de l'appendice pourra déterminer des accidents de péri-appendicite pour son propre compte, l'une la péritonite herniaire, l'autre la péritonite abdominale circonscrite ou généralisée.

Il semble enfin que la gravité de l'appendicite herniaire crurale relève encore de deux autres facteurs. Le premier est le degré d'infection de l'appendice : il y a des appendicites septiques, toxiques, contre lesquelles toutes les ressources thérapeutiques demeurent impuissantes. Le deuxième est le voisinage fréquent d'anses intestinales dans le milieu herniaire, car à la gravité de l'appendicite herniaire vient se surajouter celle — encore plus grave, semble-t-il — de l'entérocèle étranglée.

CHAPITRE VI

Traitement

A) Traitement prophylactique.

Le diagnostic d'appendicite herniaire crurale, comme nous l'avons fait remarquer, n'est jamais sûr. Aussi toutes les fois que dans la région crurale droite nous trouverons à l'examen une tuméfaction douloureuse traduisant ainsi une compression d'un organe, soit épiploon, soit intestin, soit appendice, il faudra s'abstenir d'ajouter, à ce traumatisme latent, une irritation nouvelle par le port d'un « bandage ». Il faudra donc supprimer cet appareil de contention; il aurait une action néfaste sur la tumeur herniaire en entretenant et même en augmentant l'inflammation existante par un frottement continuel.

Quant au « taxis », nous n'en parlerons que pour insister sur le danger qu'il y aurait à pratiquer d'une façon aveugle et systématique la réduction forcée d'une tumeur herniaire crurale dont on n'est jamais certain du contenu. Cependant cette manœuvre est tentante et trop souvent les praticiens y ont recours. De ce fait, ils congestionnent un appendice déjà turgescent et déterminent à son niveau une poussée inflammatoire suraiguë. Si l'appendice est sphacélé, nageant dans une masse purulente, ils font fuser le liquide infectant dans la cavité péritonéale et, de cette façon, substituent à des conditions heureuses naturelles des conditions presque fatalement mortelles.

D'autre part, si l'on s'en tient à l'expectation ou à un traitement purement médical : immobilisation absolue, applications de glace, opium, etc..., cette appendicite herniaire crurale va devenir soit chronique (la malade est alors à la merci des rechutes), soit évoluer vers la forme suppurée ou vers la forme phlegmoneuse. Dans certains cas moins heureux, l'infection peut gagner le péritoine; nous n'avons relevé aucune observation de ce genre : toujours le chirurgien a été appelé avant que la généralisation n'ait eu lieu.

Par conséquent, en présence d'appendicite herniaire crurale, il n'existe qu'une seule thérapeutique : c'est l'intervention sanglante.

B) Traitement chirurgical.

Lejars dans son « Traité de Chirurgie d'urgence » a décrit la technique opératoire de cette intervention. Il envisage plusieurs cas suivant que l'inflammation de l'appendice s'accompagne ou non d'étranglement et selon que l'appendice plonge plus ou moins dans le sac herniaire.

La technique opératoire varie légèrement suivant les cas :

1° Dans la forme phlegmoneuse, elle se borne à une incision de la paroi, à une évacuation du pus, à une ablation de l'appendice si sa recherche n'est pas trop difficile; un drainage et une irrigation quotidienne du foyer purulent assureront la guérison;

2° Dans la forme fistuleuse, il suffit de suivre le trajet de la fistule jusqu'au niveau de l'appendice malade que l'on résèque. Les indications sont les mêmes que dans la forme précédente;

3° Dans la forme ordinaire, les lésions inflammatoires n'ont pas dépassé le sac herniaire, un étranglement suffisamment serré protège la cavité péritonéale contre l'infection :

a) Tantôt l'appendice est libre dans le sac. Ici on incise la paroi en commençant très haut, on fait en somme une « hernio-laparotomie »; ensuite on incise le sac jusqu'à la base de l'appendice, puis l'appendicectomie terminée, on enfouit le moignon et après résection du sac, on passe à la réfection de la paroi;

b) Si l'appendice a contracté quelques adhérences avec le sac, on commence par faire une incision circulaire de celui-ci au niveau de la racine de l'appendice, puis on sectionne l'appendice à la base après avoir lié le bout cæcal et les vaisseaux appendiculaires;

c) Enfin, si l'appendice est totalement adhérent au sac, on fait une véritable cure radicale, en ce sens que l'on sectionne les deux simultanément.

En général, les suites opératoires sont bonnes : la guérison est complète après vingt jours en moyenne.

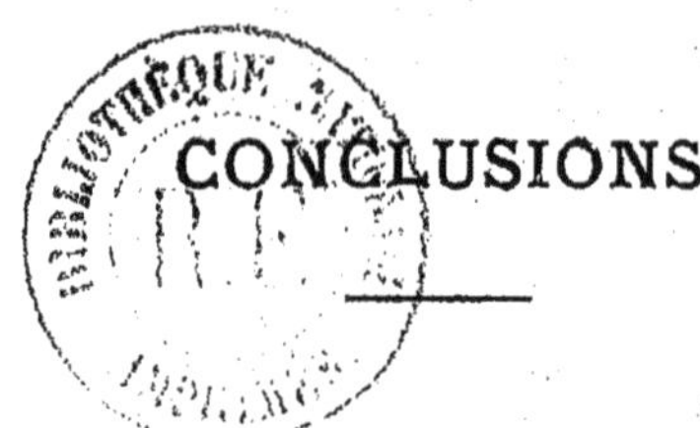

CONCLUSIONS

I. — Sous le nom d'appendicite herniaire crurale, on comprend l'inflammation et ses complications de l'appendice iléo-cæcal dans une hernie crurale : si l'appendice est seul, il y a « appendicite herniaire crurale proprement dite »; s'il est associé à d'autres organes tels que cæcum, intestin, épiploon, etc..., il y a « appendicite en milieu herniaire crural ».

II. — C'est une affection relativement rare. On la trouve surtout entre 55 et 70 ans. Elle est de beaucoup plus fréquente chez la femme que chez l'homme.

III. — Elle n'a pas de symptomatologie vraiment pathognomonique, mais elle a cependant une allure clinique spéciale. Son diagnostic peut être rarement affirmé.

IV. — Le pronostic est actuellement relativement bon; il se trouve lié à une intervention chirurgicale précoce.

BIBLIOGRAPHIE

Antonini (L.). — Contributo clinico allo studio dell' ernia crurale e ombelicale appendice del cico. (*Gazz. internaz. di méd.*, Napoli, 1914.)

Barbat (J.-H.). — *Journal of American medical association*, 1904.

Bleynies et Descazals. — *Limousin médical*, juillet 1904.

Bariéty. — Thèse de Paris, 1894-95.

Briançon. — Thèse de Paris, 1896-97.

Bouillet. — Thèse de Bordeaux, 1898-99.

Cabaret. — *Journal des connaissances médico-chirurgicales*, 1842.

Chrétien. — Annales médicales et chirurgicales du Centre, février 1904.

Camelot. — *Journal de la Société de médecine de Lille*, 1908. — Clinique, Paris, 1908, n° 28.

Crispin (A.-M.). — Incarcerated femoral hernia, containing the vermiform appendix. (*J. Am. M. Ass.*, Chicago, 1908.)

Charnois. — Thèse de Lyon, 1894.

Cayotte. — Thèse de Nancy, 1913-14.

Demoulin. — Société de chirurgie, 28 novembre 1900 et 14 décembre 1904.

Daniel. — *Progrès Médical*, 23 février 1913.

Devaux. — Thèse de Montpellier, 1910-11.

Denis. — Thèse de Paris, 1904-05.

ESNOULT. — Thèse de Paris, 1913-14.

FERRIER. — Thèse de Bordeaux, 1883-84.

GUINARD. — Société de Chirurgie, juin 1896 et mai 1902. — *Presse médicale*, 28 novembre 1896.

GLOOG. — The Lancet, 20 octobre 1905.

GILLOT. — Thèse de Paris, 1909.

HIRSH. — *Prager med. Woch.*, 1911.

HEMSTED (Henry). — *British medical journal*, 1900.

HUE. — *Normandie médicale*, 1er janvier 1903.

HÉVIN. — Cours de Pathologie et Thérapeutique chirurgicales, 1785.

JONON. — *Gazette médicale de Nantes*, 1906.

JONNESCO. — Thèse de Paris, 1899-1900.

JACQUEMIN. — Thèse de Paris, 1905-06.

KLEIN. — Inaug. Diss. Giessen, 1858.

KIRMISSON. — *Bulletin et mémoire de la Société de Chirurgie*, Paris, 1905, n° 27. — *Société de Chirurgie*, 1908, n° 23.

LÉVY. — Archives provinciales de Chirurgie, juillet 1903.

LEGUEU. — Société anatomique, 1892. — Société de Chirurgie, 20 décembre 1904.

LENNART-NOERLIN. — Archives générales de Chirurgie, Paris, 1912, p. 1303.

LOEWY (R.). — *Paris chirurgical*, 1911, p. 953.

LE DUIGOU. — Thèse de Paris, 1905-06.

LE CLERC. — *Bulletin et mémoire de la Société de Chirurgie*, Paris, 1906, p. 335.

LAPEYRE et CATHALA. — *Montpellier médical*, 1919-20, p. 147.

LAFFORGUE. — Thèse de Lyon, 1892-93.

LEJARS. — Traité de Chirurgie d'urgence.

MERLING. — Thèse de Heidelberg, 1826.

MORSE. — *Wiener med. Zeitschrift*, 1892.

MAUCLAIRE et DAMBRIN. — Société anatomique, juillet 1902.

MICHEL. — *Revue médicale de l'Est*, 1906.

MERLO. — Thèse de Montpellier, 1908-09.

MARTINI (E.). — Contributo allo studio dell' ernia dell' appendice strozzata nel canal crural. (Morgagni, Milano, 1910, p. 309 et Gior. d. r. Accad. di méd. di Torino, 1909, p. 140.)

NEWBOLT. — *British medical journal*, 1900.

NACQUET. — Thèse de Paris, 1900-01.

POLOSSON. — *Lyon médical*, 21 mai 1903.

QUÉNU. — Société de Chirurgie, 15 juillet 1903.

ROUTIER. — Société de Chirurgie, 23 novembre 1904.

RIVET. — Thèse de Paris, 1894.

ROCHART. — Société de Chirurgie, 6 décembre 1904.

RICOU. — *Bulletin de la Société anatomique*, Paris, 1905.

RICHE. — *Bulletin de la Société anatomique*, Paris, juillet 1906.

ROLLAND. — Thèse de Montpellier, 1912-13.

ROMM. — *Deutsche Zeitung für Chirurgie*, XLI, p. 249.

SAUVAGE. — Thèse de Paris, 1894.

TAILHEFERT. — Congrès de Chirurgie, 1901.

VALÉRIANI. — Osservatore, Torino, 1883.

VILLAR (René). — *Gazette hebdomadaire des sciences médicales de Bordeaux*, 3 avril 1921.

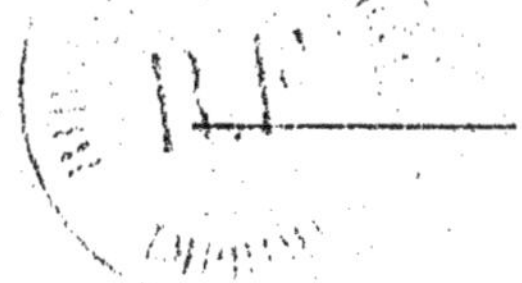

www.ingramcontent.com/pod-product-compliance
Ingram Content Group UK Ltd.
Pitfield, Milton Keynes, MK11 3LW, UK
UKHW021514260726
13993UKWH00004B/1666